BEI GRIN MACHT SICH IHR
WISSEN BEZAHLT

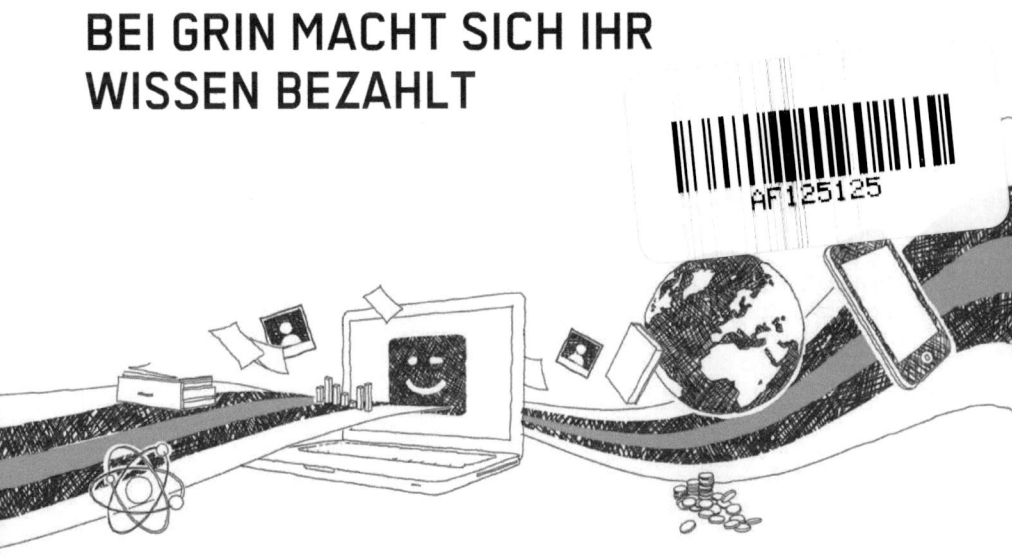

- Wir veröffentlichen Ihre Hausarbeit,
  Bachelor- und Masterarbeit

- Ihr eigenes eBook und Buch -
  weltweit in allen wichtigen Shops

- Verdienen Sie an jedem Verkauf

Jetzt bei www.GRIN.com hochladen
und kostenlos publizieren

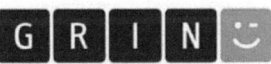

Bibliografische Information der Deutschen Nationalbibliothek:

Die Deutsche Bibliothek verzeichnet diese Publikation in der Deutschen National-
bibliografie; detaillierte bibliografische Daten sind im Internet über http://dnb.d-
nb.de/ abrufbar.

Impressum:

Copyright © 2016 GRIN Verlag
Druck und Bindung: Books on Demand GmbH, Norderstedt Germany
ISBN: 9783668915107

Dieses Buch bei GRIN:

https://www.grin.com/document/460002

Benjamin Schmidt

Reanimation und invasive Prozeduren in Anwesenheit von Angehörigen

GRIN Verlag

Erfahrungen von Angehörigen, die während der kardiopulmonalen Reanimation oder während invasiver Prozeduren in lebensbedrohlichen Situationen an der Seite ihres Nächsten anwesend waren oder in einem Nebenraum warteten

IP= invasive Prozeduren

AACPR= Anwesende Angehörige während der kardiopulmonalen Reanimation

Inhaltsverzeichnis

1. Ziel und Fragestellung der Studie

<u>Ziel der Studie:</u>

In der internationalen Literatur wird die Anwesenheit von Angehörigen bei der Reanimation oder invasiven Prozeduren mehrheitlich befürwortet. Professionelle Personen im Gesundheitswesen sind eher dagegen. Wie Angehörige im deutschsprachigen Raum diese Situation erleben ist nicht bekannt. Das Ziel ist es, die Erfahrungen der Angehörigen in Schweizer Spitälern zu beschreiben und zu verstehen.

<u>Fragestellung/Forschungsfrage:</u>

Welche Erfahrungen beschreiben Angehörige, die während CPR (Cardio -Pulmonaler Reanimation) oder IP (invasiver Prozeduren) in lebensbedrohlichen Situationen im Spital an der Seite ihres Familienmitglieds anwesend waren oder in einem Nebenraum warteten?

<u>Verdeutlichung von Relevanz der Fragestellung in Bezug auf das Ziel der Studie mit Begründung:</u>

Die Forschungsfrage erhebt das Erleben der Angehörigen in einer für sie und ihren Nächsten schwierigen Lebenssituation. Nur durch die Erfahrung der Angehörigen in einer schwierigen Situation können verbesserte Handlungsmaßnahmen zu deren Begleitung erkannt, eingeführt und in einem weiteren Schritt umgesetzt werden. Die Forschungsfrage leistet im deutschsprachigen Raum Pionierarbeit, ohne die ein Begleitungsmanagement für Angehörige bei Reanimation und invasiven Prozeduren nur bedingt möglich wäre. Aus den Forschungsergebnissen lässt sich der Bedarf an Begleitungsmanagement ableiten. Die Fragestellung kann somit als sehr relevant für das Ziel der Studie eingestuft werden.

2. Design:

<u>Welches Forschungsdesign wurde gewählt um die Fragestellung zu beantworten?</u>

Es wurde ein qualitativer Forschungsansatz gewählt, um dem Erleben von Angehörigen eine Stimme zu verleihen. Die Methode der interpretierenden Phänomenologie nach *Benner (1994)*, entwickelt von *Heidegger (1993)* wurde zur Erhebung und Auswertung der Daten angewandt.

Warum wurde dieses Design gewählt/ Begründung?

Heidegger (1993) beschreibt, dass Menschen situiert sind, d. h. dass sie weder vorbestimmt, noch völlig unabhängig handeln. Er meint damit, dass Menschen biographisch, familiär und kulturell geprägt sind, sowie der Situation entsprechend handeln.

Kann mit diesem Design die Fragestellung beantwortet werden/ Eignung?

Die Methode der interpretierenden Phänomenologie ist geeignet, um gelebte Erfahrungen von Menschen aufzuzeigen, wie z.B. das Erleben von Angehörigen, deren Familienmitglied sich in einer lebensbedrohlichen Situation befindet.

3. Literatur und Theoriebezug

Werden empirische und theoretische Erkenntnisse dargestellt (national, international, Umfang, Aktualität)?

Aus internationaler Literatur ist erkennbar, dass Angehörige vor 30 Jahren bei Reanimationsmaßnahmen ihres Nächsten nicht anwesend sein durften. Erstmals wurde *1987* veröffentlicht, dass Angehörige die Anwesenheit bei Reanimationsmaßnahmen (AACPR) positiv erleben können *(Doyle, Post, Burney, Maino, Keefe et. Rhee 1987; Hanson et. Strawser 1992)*. Einige Fachgesellschaften unter anderem die *American Heart Association* gaben *2000* bekannt, dass AACPR unterstützt werden soll *(American Heart Association 2000)*.

-Internationale Daten (AACRP bei Angehörigen)

Von 150 befragten Angehörigen wünschten sich 72 % bei der Reanimation anwesend zu sein.

Als Vorteile gaben sie an: Sie konnten miterleben, dass alles was möglich war getan wurde und sie konnten den Trauerprozess besser bearbeiten, wenn ihr Angehöriger verstarb *(Ong, Chung et. Mei 2007)*. Die meisten Angehörigen würden dies wieder tun *(Duran, Oman, Abel, Koziel et. Szymanski 2007; Hung et. Pang 2010)*. Wenn Angehörige nicht anwesend waren, wollten sie Informationen über den Zustand ihres Nächsten *(Wagner 2004)*.

Als mögliche Nachteile wurden genannt: Die Befürchtung Reanimationsbedingungen zu stören, eine Last zu sein und Pflegekräfte in Stress zu versetzen *(Hung et. Pang 2010)*.

Eine Studie fand jedoch heraus, dass von 50 Angehörigen 25 Angehörige an der AACRP teilnahmen und keine negativen Unterschiede zur Kontrollgruppe in punkto Angst, Zufriedenheit und Wohlbefinden aufwiesen *(Pasquale, Pasquale, Baga, Eid et. Leske 2010).*

-Internationale Zahlen (AACRP bei Pflegenden)

In den USA gewährten ca. 40% der Intensiv- und Notfallpflegenden Angehörigen den Zutritt zu ihren nächsten, aber nur 20% der Ärzte *(Howlett, Alexander et. Tsuchiya 2010).*

In Kanada gewährten 92 % der Pflegekräfte den Angehörigen Zutritt. Die Pflegekräfte dort hatten Erfahrung damit *(Fallis, Mc Clement et. Pereira 2008).*

In Deutschland war mehr als die Hälfte der Intensivpflegekräfte dagegen *(Köberich, Kaltwasser, Rothaug et. Albarran 2010).*

In Belgien waren 2/3 dagegen *(Mortelmans, Cas, Van Hellemond et. De Cauwer 2009).*

Im asiatischen Raum lehnten ca. 80% AACPR ab *(Badir et. Sepit 2007; Gunes et. Zaybak 2009; Kianmehr, Mofidi, Rahmani et. Shahin 2010).*

Professionelle wünschen sich eine qualifizierte Betreuungsperson, die Angehörige während der Reanimation begleitet und Richtlinien, welche die Begleitung regeln *(Howlett et al. 2010).*

-Professionelle nannten folgende Gründe für die AACRP: *(Madden et. Condon 2007; Miller et. Stiles 2009)*

*Emotionale Unterstützung für Angehörige

*Angehörige sehen, dass alles getan wurde, um das Leben des Familienmitglieds zu retten

*Angehörige können Verständnis für die Situation erlangen oder sich voneinander verabschieden

*Für Angehörige besteht die Möglichkeit der Bewältigung des Trauerprozesses

-Argumente der Professionellen gegen die AACRP: *(Grice et al. 2003; Walker 2008)*

*Angehörige können psychisch traumatisiert werden

*Professionelle erleben eine Störung und Ablenkung bei der Arbeit

*die Angst der Professionellen vor gerichtlichen Klagen

Hinweise auf Erkenntnislücken?

Es gibt im deutschsprachigen Raum bisher keine Studie, welche das Erleben von Angehörigen während einer Reanimation erforscht hat. Internationale Daten sind nicht immer auf den deutschsprachigen Raum übertragbar, weil die Bedürfnisse der Angehörigen stark kulturell geprägt sind.

Bisher gibt es nur Richtlinien der Schweizerischen Akademie der Medizinischen Wissenschaften und vereinzelte Fachartikel, welche besagen dass die nächsten Angehörigen während der Reanimation entsprechend ihren Bedürfnissen betreut werden sollen *(SAMW 2013)*.

Zu welchem Fazit kommen die Autoren?

Angehörige sind oft nicht in der Lage, sich für eine Anwesenheit einzusetzen. Sie leiden unter Informationsdefiziten und wünschen sich Unterstützung *(Blättler, Schläppi, Senn 2014)*.

Die Autoren ziehen aus ihrer durchgeführten Studie die Konsequenz, dass Angehörigen eine Anwesenheit angeboten werden soll. Außerdem soll es Richtlinien für die Begleitung geben (Blättler, Schläppi, Senn 2014).

4. Methoden der Datenerhebung und Auswertung

Methode/ Erhebungsinstrument, die/das zur Datengewinnung verwendet wurden?

Das Interview begann mit einer offenen Einstiegsfrage. Im themenorientierten Nachfrageteil wurden Aspekte angesprochen, die von den Interviewten nicht aufgegriffen wurden. Dies erfolgte mit einem Interviewleitfaden. Der Inhalt des Leitfadens stützte sich auf die bearbeitete Literatur und die langjährige Erfahrung der Erstautorin in der Notfallpflege *(Flick 2011)*. Bei allen Befragten musste die Frage nach der Informationsvermittlung und Unterstützung gestellt werden. Ergaben sich durch vorläufige Analyse weitere Fragen, wurde der Interviewleitfaden ergänzt. Ein Interview dauerte zwischen 30-80 Minuten und wurde auf Tonband aufgezeichnet und anschließend transkribiert.

Wie erfolgte der Zugang zu den untersuchten Personen?

Der Zugang zum Forschungsfeld und zu den Angehörigen erfolgte mit Flyern. Diese wurden 10 Monate auf 16 Schweizer Notfall- und 14 Intensivstationen ausgelegt, sowie an Familienmitglieder, Verwandte, Bekannte, Kollegen und Mitstudierende verteilt.

Außerdem wurden Teilnehmende mit Hilfe durch Internetseiten von Patienten- und Angehörigenvereinigungen sowie Mund- zu- Mund- Propaganda gesucht. Auf eine direkte Rekrutierung in Spitälern wurde verzichtet, um Angehörige nicht zu belasten *(Liamputtong 2006)*. Neun Interviews wurden bei den Angehörigen zu Hause geführt. Ein Interview wurde auf Wunsch per Telefon geführt.

-Einschlusskriterien waren:

*Alter über 18 Jahre

*deutsch mündlich und schriftlich beherrschen

*Anwesenheit in Schweizer Spitälern, wenn bei einem Angehörigen eine CPR oder IP durchgeführt werden musste.

IP: Intubationen, arterielle oder venöse Katheter, Thoraxdrainage, Einlage von Urinkathetern

-Ausschlusskriterien waren:

*kognitive Einschränkungen (z. B. Demenz)

*Erlebnis liegt mehr als 7 Jahre zurück

Mit welchen Verfahren wurden die gewonnenen Daten ausgewertet/ Methodenliteratur?

Die Datenanalyse erfolgte mit vier Strategien, welche parallel verliefen nach der Interpretation nach *Benner (1994)*, eingeführt von *Heidegger (1993)*.

1.   Interpretieren eines Falls

Die Erstautorin analysierte und interpretierte das erste Interview vollständig. Anschließend diskutierten Erst- und Letztautorin die Inhalte und Bedeutungen. Sie suchten nach Gemeinsamkeiten und Unterschieden. Die Fälle, welche bereits analysiert waren wurden mit den neuen Fällen verglichen und gegenübergestellt. Das Forschungsteam diskutierte die Fälle und suchte einen Konsens. Die Forschenden bewegten sich ständig hin und her zwischen ihrem Vorverständnis und dem Text der interpretiert wurde.

2.   Thematische Analyse

Es wurden von der Erstautorin gemeinsame Kategorien in Bezug auf die Forschungsfrage gesucht. Nach 5 Interviews wurden die Hauptthemen gefunden, jedoch ständig weiterentwickelt und differenziert. Es wurden vom Forschungsteam vorgegebene und neue Denkrichtungen diskutiert.

3. Musterbeispiele

Musterbeispiele wurden genutzt um spezielle Aspekte in Situationen zu beleuchten. Auch unter jeweils verschiedenen Umständen wurden diese Musterbeispiele wiedererkannt. Auch wie nahe die Textbeschreibung und die Musterbeispiele zusammenliegen wurde diskutiert.

4. Darstellen der Ergebnisse

Die Datenanalyse begann, sobald der erste Interviewtext transkribiert war und zog sich über die anderen Interviews weiter. Nach 10 Interviews wurde eine überzeigende Beschreibung und Interpretation erreicht. Die beste Interpretation ist die, welche die logischste Erklärung darstellt. Die Erstautorin erfasste ein Manuskript, in welchem die Hauptthemen den Musterbeispielen gegenübergestellt wurden. Die anderen beiden Autoren gaben kritisches Feedback zu dem Manuskript.

Welche Hinweise zu Gütekriterien der verwendeten Methoden gibt es?
Zur Qualitätssicherung wurde der Datensammlungs- und Analyseprozess in sieben Treffen zwischen der Erst-, Zweit- und Drittautorin diskutiert. In sechs weiteren Treffen wurden die Analyseergebnisse und Interpretationen mit fünf weiteren Forschern durchgegangen. Es wurde auf Nachvollziehbarkeit, Verständlichkeit Lücken und blinde Flecken geachtet. Die Erstautorin führte die Interviews. Sie hat langjährige Erfahrung in der Notfallpflege. Sie diskutierte den Konflikt der Themenauswahl, welcher aufgrund ihres Erfahrungshintergrundes auftreten kann mit der Letztautorin.

5. Ethische Aspekte

Welche ethischen Aspekte werden angesprochen?
Die Studienteilnehmer wurden vor dem Interview über die freiwillige Teilnahme, das Ziel der Studie und die vollständige Anonymisierung ihrer Daten aufgeklärt. Sie mussten eine Einverständniserklärung unterschreiben. Die Ethikkommission Basal stimmte der Studie zu.

6.   Ergebnisse und Diskussion

<u>Was sind die wichtigsten Ergebnisse der Studie? Wird die Fragestellung beantwortet?</u>

-Gründe für die CRP oder IP der Patienten waren:

*Schädelhirntrauma

*respiratorische Dekompensation aufgrund Leukämie

*akutes Nierenversagen aufgrund Leukämie

-Demographische Daten der Angehörige:

*Geschlecht: 4 Männer/ 6 Frauen

*Alter: 28-68 Jahre

-Stellung der befragten Angehörigen in der Familie:

*Kinder   3

*Eltern   3

*Ehepartner/in   3

*Lebenspartnerin   1

-Erkrankte/verunfallte Familienmitglieder:

*Eltern   3

*Kinder, erwachsen: 2

*Kinder, minderjährig 1

*Ehepartner/in   3

*Lebenspartnerin   1

<u>Zusammenfassung:</u>

1.   Anwesend sein:

-Bedeutet, das sich Angehörige am Bett oder im Wartebereich aufhielten und berichteten, wie sie die Situation erlebt hatten.

Sie konnten das Familienmitglied begleiten, unterstützen und ihm beistehen. Die Angehörigen konnten mitempfinden, was das Familienmitglied durchmachen musste und für es da sein. Ihm zureden und erklären was gemacht wurde war ihnen wichtig. Für die Angehörigen war das dabei sein existentiell zur Bewältigung ihrer Erlebnisse. Sie konnten sehen, wie um das Leben ihres Nächsten gekämpft wurde. Die Angehörigen waren froh, dass ihre Nächsten diese qualvolle Situation nicht alleine aushalten mussten. Sie konnten mit Worten unterstützen und festhalten.

- Andere Angehörige mussten draußen warten. Sie wollten gerne bei ihren Nächsten sein. Sie beschrieben die Wartezeit, in der es um Leben und Tod ging als unerträglich. Sie wurde als eine Phase des Bangens, der Ungewissheit, Ohnmacht, extremen Anspannung und des Ausgeliefert seins beschrieben. Dies galt bereits für Wartezeiten von fünf Minuten. Ein Angehöriger berichtete von einer zehnstündigen Wartezeit. Eine Ehefrau fragte sich was die Pflegekräfte so lange machen. Sie war wie im Schockzustand, weil nichts passierte. Die Gedanken der Angehörigen drehten sich im Kreis. Die Wartezeit war für sie belastend und unerträglich. Hatten die Angehörigen nicht die Möglichkeit, bei ihrem Nächsten zu sein, so wollten sie so bald wie möglich zu ihm gelassen werden. Sie hätten ihren Nächsten gerne berührt und gesehen, um als Familie auf einer höheren Ebene miteinander verbunden zu sein. Weil einer Tochter die Anwesenheit bei ihrem Nächsten nicht gestattet wurde, verschaffte sie sich selbst Zutritt zum Schockraum. Viele Angehörige wollten gerne bei ihrem Familienmitglied sein, hatten aber nicht die Kraft ihren Willen durchzusetzen oder haben sich aus Respekt nicht getraut zu fragen. Angehörige, die anwesend sein wollten hatten auch Bedenken sie könnten die lebensrettenden Maßnahmen behindern oder die Situation nicht ertragen. Sie gingen davon aus, dass die Pflegekräfte ihnen den Anblick ihres Angehörigen ersparen wollten.

-Manche Angehörige wollten auch nicht anwesend sein. Sie glaubten, dass ihre Anwesenheit keinen Einfluss auf den Ausgang der medizinischen Maßnahmen hatte und sie überfordert wären. Sie hatten nicht das Gefühl anwesend sein zu müssen und eine Kontrollfunktion zu übernehmen.

2. Informiert werden wollen:
-Rasche klare Informationen, die emphatisch vermittelt wurden
Unverschleierte, ehrliche, zeitnahe und verständlich vermittelte Nachrichten. Einigen Angehörigen genügte die sachliche Übermittlung von Tatsachen. Andere beschrieben, dass sie die Informationen auf anteilnehmende und kompetente Art übermittelt bekamen. Sogar negative Informationen konnte durch Empathie erträglich übermittelt werden.

- Vage, verspätete oder ungenügende Mitteilungen

Unzureichende, unverständliche, dürftige oder verspätete Mitteilungen konnten draußen wartende Angehörige zusätzlich in Stress versetzen. Pflegende die Zeitangaben machten, welche nicht der Realität entsprachen, belasteten die Angehörigen sehr. Nicht anwesende Angehörige wünschten sich, dass Informationen nicht immer erst auf Nachfragen abgegeben würden. Wartezeiten wären erträglicher gewesen, wenn einfach nur die Fakten mitgeteilt worden wären. Das was getan wurde.

- Grauzonen und Lücken

Angehörige, die nicht anwesend waren und keine Informationen erhielten litten unter Grauzonen und Lücken. Manche Angehörige hatten die Möglichkeit später die Akten von ihren Nächsten einzusehen und waren tief beeindruckt, wie um das Leben gekämpft wurde. Andere leiden heute noch unter den Lücken. Sie äußerten den Wunsch, nochmal mit den Professionellen in Kontakt zu treten.

3.   Vertrauen haben

- Großes Vertrauen

Die Angehörigen beschrieben, dass sie großes Vertrauen in die medizinisch pflegerischen Fähigkeiten hatten. Das alles getan wurde, um ihren Angehörigen zu retten. Auch wenn sie nicht mitverfolgen konnten, was gemacht wurde und sie nicht ausreichend informiert wurden, hatten sie Vertrauen. Die Angehörigen waren überzeugt, dass nur die Professionellen ihrem Nächsten helfen konnten. Die Angehörigen waren voller Zuversicht und Dankbarkeit.

- Zwiespältigkeit und Misstrauen

Misstrauen entstand, wenn die Professionellen eine gewisse Unsicherheit vermittelten, ungenügend fachkompetent erschienen oder keine Ansprechperson verfügbar war. Die Angehörigen waren hin und hergerissen zwischen Vertrauen und Misstrauen, sowie Hoffnung und Verzweiflung.

- Verständnis für die Professionellen

Angehörige sprachen von Verständnis für die Professionellen, die ihnen den Zugang verwehrten oder sie ungenügend informierten. Sie nahmen an, dass die Pflegekräfte keine Zeit für regelmäßige Informationen hatten oder selbst nicht wussten, wie sich der Gesundheitszustand entwickeln würde. Sie glaubten, dass die Pflegekräfte keine Zeit für sie hatten, weil es um Leben und Tod ging. Deshalb stellten sie ihre eigenen Bedürfnisse zurück.

4. Unterstützung suchen

- Innerhalb der Familie

war es den Angehörigen einigermaßen erträglich, die Situation durchzustehen. Sie fühlten sich eingebettet, getragen und empfanden die gegenseitige Anteilnahme als wohltuend. Eine Tochter empfand die Anwesenheit ihrer Mutter und ihres Bruders belastend, da diese überfordert waren.

-Beten im Kreise der Familie

Wartende Angehörige legten die Entscheidungen in Gottes Hände. Sie fühlten sich durch familiäre Unterstützung ausreichend getragen. Andere hätten sich zusätzliche professionelle Unterstützung gewünscht.

-Professionelle Unterstützung

Angehörige erlebten diese Form der Unterstützung als sehr wertvoll. Meist kam sie jedoch zu spät oder gar nicht. Sie wünschten sich eine Unterstützungsperson, die sich nach ihrem Befinden erkundigt und ihnen beisteht. Auch der Wunsch zu weiteren Angehörigen wurde geäußert. Eine Mutter ergriff selbst die Initiative und verlangte professionelle Unterstützung. Ein Angehöriger hätte sich mehr Unterstützung von der Pflege gewünscht. Er war allerdings der Meinung, dass die Seelsorge, welche später hinzukam die richtigen Worte fand.

Sind die Ergebnisse nachvollziehbar dargestellt? In welcher Form?

Die vier identifizierten Themenbereiche sind in einem Schaubild übersichtlich dargestellt. Der Hauptthemenbereich ist " anwesend sein". Die drei anderen Themenbereiche stehen in Verbindung mit diesem Bereich.

Werden die Ergebnisse vor dem Hintergrund der dargestellten Literatur diskutiert? Wie erfolgt der Bezug?

Diese Studie zeigt erstmals Erfahrung von Angehörigen während einer Reanimation oder invasiven Prozedur im deutschsprachigen, europäischen Raum auf. Die meisten Angehörigen waren nicht anwesend, hätten sich dies allerdings gewünscht. Sie konnten sich in dieser belastenden Situation für ihre Anwesenheit nicht einsetzen.

Gründe für AACPR oder dagegen waren mit den Resultaten anderer vergleichbar *(Grice et al. 2003; Meyers et al. 2000; Mortelmans et al. 2010; Ong et al. 2007)*.

Meist ist es für Angehörige belastender in Abwesenheit zu warten, wie die CPR oder IP mitzuerleben *(Nagl- Cupal et Schnepp 2010)*.

Angehörige leiden sehr stark mit, wenn eine IP für das Familienmitglied schmerzhaft ist. In diesen Situationen ist es ihnen wichtig dem Familienmitglied beizustehen.

Es soll wenn möglich abgeklärt werden, ob Angehörige AACPR wünschen oder nicht.

Abwesenden Angehörigen war es wichtig vollständig informiert zu werden *(Hung et Pang 2010; Meyers et al. 2000; Wagner 2004)*.

Trotz Abwesenheit und Informationslücken äußerten Angehörige grundlegendes Vertrauen in die Professionellen.

In der Literatur wurde beschrieben, dass Angehörige bei Anwesenheit der CPR oder in Abwesenheit unterstützt werden sollen *(Walker 2008)*.

7.   Einschränkungen und Fazit
Welche Einschränkungen und Grenzen der Studie werden benannt?
Es nahmen nur zehn Angehörige an der Studie teil. Die Untersuchungsgruppe war somit relativ klein.

Es ist möglich, dass sich mehrere Angehörige gemeldet haben, welche die familiäre Unterstützung als sehr positiv erlebten.

In einer nächsten Studie sollten mehrere Teilnehmer einer gleichen Gruppe befragt werden. Beispielsweise nur Angehörige, die an der CPR teilgenommen haben.

Zusammenhänge im sozialen Kontext, wie z.B. Informationsgabe, Anwesenheit und Vertrauen in die Pflegekräfte sollen weiter erforscht werden.

Unklar ist, warum Pflegende nicht auf die Bedürfnisse der Angehörigen eingehen. Hier könnte erforscht werden, wie sich Pflegende besser sensibilisieren lassen.

<u>Welche Schlussfolgerungen/ Empfehlungen werden für Praxis und Forschung aufgezeigt? Nachvollziehbar begründen.</u> Professionelle sollen für die Betroffenheit der Angehörigen sensibilisiert werden und die Akzeptanz gegenüber AACPR soll erhöht werden.

Angehörigen soll AACPR angeboten werden und sie sollen bei der Entscheidung an dieser teilzunehmen unterstützt werden *(James, Cottle et. Hodge 2011)*.

Erfahrung mit AACPR erhöht die Akzeptanz unter den Professionellen *(Feagan et Fisher 2011)*.

Es sollen Richtlinien entwickelt werden, welche festlegen wie Angehörige auf AACPR vorbereitet, begleitet und nachbetreut werden sollen *(Leung et Chow 2012; Wright et Leahey 2005)*.

Es soll geregelt werden, wer Angehörige informiert und betreut. Hier entstehen Möglichkeiten für Pflegende bei entsprechenden Schulungen zur Angehörigenbetreuung in Krisensituationen AACPR könnte auch Bestandteil von CPR- Schulungen sein. Den Angehörigen sollte auch Unterstützung durch ein Seelsorgeteam angeboten werden.

Außerdem besteht die Möglichkeit, dass Angehörige nach dem Ereignis mit Pflegekräften ins Gespräch gehen. So können die Informationslücken der Angehörigen geschlossen werden *(James et al. 2011)*.

Das AACPR- Konzept soll in Intensiv- und Notfallbereichen implementiert werden. Anschließend sollen mit Hilfe von Evaluationsstudien die Auswirkungen auf die Angehörigen und Professionellen aufgedeckt werden.

8. Literatur

Badir, A.; Sepit, D. (2007): Family presence during CPR: a study of the experiences and opinions of Turkish

Benner, P. (Ed.). (1994): Interpretative phenomenology: Embodiment, caring, and ethics in health and illness. California: SAGE.

Blättler, T; Schläppi, B.; Senn B. (2014): Erfahrungen von Angehörigen, die während der kardiopulmonalen Reanimation oder während invasiven Prozeduren in lebensbedrohlichen Situationen an der Seite ihres Nächsten anwesend waren oder in einem Nebenraum warteten. Pflege, 27 (2) 93-104

Doyle, C. J.; Post, H.; Burney, R. E.; Maino, J.; Keefe, M.; Rhee, K. J. (1987): Family participation during resuscitation: an option. Annals of Emergency Medicine, 16 (6), 673 – 675.

Duran, C. R.; Oman, K. S.; Abel, J. J.; Koziel, V. M.; Szymanski, D. (2007): Attitudes toward and beliefs about family presence: a survey of healthcare providers, patients' families, and patients. American Journal of Critical Care, 16 (3), 270 – 279; quiz 280; discussion 281 – 272.

Fallis, W. M.; McClement, S.; Pereira, A.(2008): Family presence during resuscitation: a survey of Canadian critical care nurses' practices and perceptions. Dynamics, 19 (3), 22 – 28.

Feagan, L. M.; Fisher, N. J. (2011): The impact of education on provider attitudes toward family-witnessed resuscitation. Journal of Emergency Nursing, 37 (3), 231 – 239.

Grice, A. S.; Picton, P.; Deakin, C. D. (2003): Study examining attitudes of staff, patients and relatives to witnessed resuscitation in adult intensive care units. British Journal of Anaesthesia, 91, 820 – 824.

Hanson, C.; Strawser, D. (1992): Family presence during cardiopulmonary resuscitation: Foote Hospital emergency department's nine-year perspective. Journal of Emergency Nursing, 18 (2), 104 – 106.

Heidegger, M. (1993): Sein und Zeit. Tübingen: von Niemeyer.

Howlett, M. S.; Alexander, G. A.; Tsuchiya, B. (2010): Health care providers' attitudes regarding family presence during resuscitation of adults: an integrated review of the literature. Clinical Nurse Specialist, 24 (3), 161 – 174.

Hung, M. S.; Pang, S. M. (2010): Family presence preference when patients are receiving resuscitation in an accident and emergency department. Journal of Advanced Nursing, doi: 10.1111/j.1365-2648.2010.05441.x.

James, J.; Cottle, E.; Hodge, R. D. (2011): Registered nurse and health care chaplains experiences of providing the family support person role during family witnessed resuscitation. Intensive and Critical Care Nursing, 27 (1), 19 – 26.

Kianmehr, N.; Mofidi, M.; Rahmani, H.; Shahin, Y. (2010): The attitudes of team members towards family presence during hospital-based CPR: a study based in the Muslim setting of four Iranian teaching hospitals. The Journal of the Royal College of Physicians of Edinburgh, 40 (1), 4 – 8.

Köberich, S.; Kaltwasser, A.; Rothaug, O.; Albarran, J. (2010): Family witnessed resuscitation – experience and attitudes of German intensive care nurses. Nursing in Critical Care, 15 (5), 241 – 250. Pfl ege 2014; 27 (2): 93 – 104 Forschungsbericht 103

Leung, N. Y.; Chow, S. K. (2012): Attitudes of healthcare staff and patients' family members towards family presence during resuscitation in adult critical care units. Journal of Clinical Nursing, 21 (13 – 14), 2083 – 2093.

Madden, E.; Condon, C. (2007): Emergency nurses' current practices and understanding of family presence during CPR. Journal of Emergency Nursing, 33 (5), 433 – 440.

Meyers, T. A.; Eichhorn, D. J.; Guzzetta, C. E.; Clark, A. P.; Klein, J. D.; Taliaferro, E.; Calvin, A. (2000): Family presence during invasive procedures and resuscitation. American Journal of Nursing, 100 (2), 32 – 42.

Miller, J. H.; Stiles, A. (2009): Family presence during resuscitation and invasive procedures: the nurse experience. Qualitative Health Research, 19 (10), 1431 – 1442.

Mortelmans, L. J.; Van Broeckhoven, V.; Van Boxstael, S.; De Cauwer, H. G.; Verfaillie, L.; Van Hellemond, P. L.; Van Colen, S.; Cas, W. M. (2010): Patients' and relatives' view on witnessed resuscitation in the emergency department: a prospective study. European Journal of Emergency Medicine, 17 (4), 203 – 207.

Mortelmans, L. J.; Cas, W. M.; Van Hellemond, P. L.; De Cauwer, H. G. (2009): Should relatives witness resuscitation in the emergency department? The point of view of the Belgian Emergency Department staff. European Journal of Emergency Medicine, 16 (2), 87 – 91.

Nagl-Cupal, M.; Schnepp, W. (2010): Angehörige auf Intensivstationen: Auswirkungen und Bewältigung. Eine Literaturübersicht über qualitative Forschungsarbeiten. Pflege, 23 (2), 69 – 80.

Ong, M. E.; Chung, W. L.; Mei, J. S. (2007): Comparing attitudes of the public and medical staff towards witnessed resuscitation in an Asian population. Resuscitation, 73 (1), 103 – 108.

Pasquale, M. A.; Pasquale, M. D; Baga, L.; Eid, S.; Leske, J. (2010): Family presence during trauma resuscitation: ready for primetime? Journal of Trauma and Acute Care Surgery, 69 (5), 1092 – 1099; discussion 1099 – 1100.

Schweizerische Akademie der Medizinischen Wissenschaften SAMW. (2013): Medizinische ethische Richtlinien: Reanimationsentscheidungen (Vol. 3). Basel: Schweizerische Akademie der Medizinischen Wissenschaften.

Wagner, J. M. (2004): Lived experience of critically ill patients' family members during cardiopulmonary resuscitation. American Journal of Critical Care, 13 (5), 416 – 420.

Walker, W. (2008): Accident and emergency staff opinion on the effects of family presence during adult resuscitation: critical literature review. Journal of Advanced Nursing, 61 (4), 348 – 362.

Wright, L. M.; Leahey, M. (2005): Nurses and Families: A Guide to Family Assessment and Intervention (B. Preusse Ed.). Philadephia: F. A. Davis Company.

BEI GRIN MACHT SICH IHR WISSEN BEZAHLT

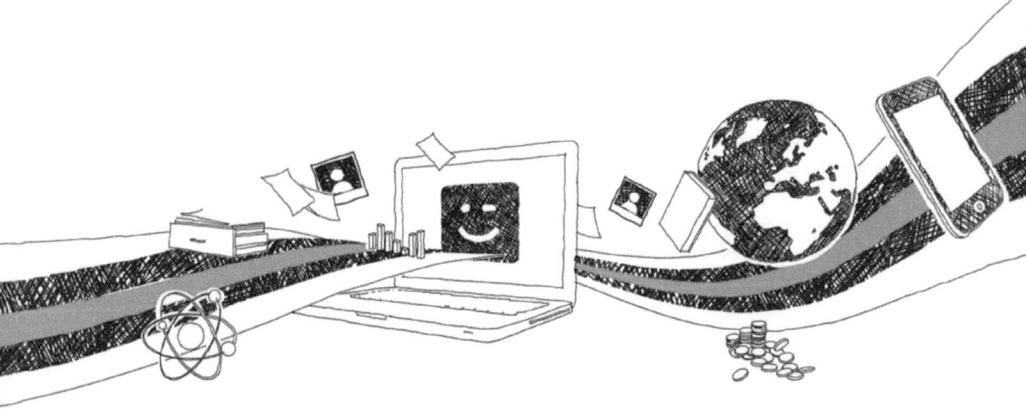

- Wir veröffentlichen Ihre Hausarbeit, Bachelor- und Masterarbeit

- Ihr eigenes eBook und Buch - weltweit in allen wichtigen Shops

- Verdienen Sie an jedem Verkauf

Jetzt bei www.GRIN.com hochladen und kostenlos publizieren

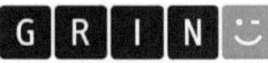